RAPPORT

Sur le Concours des Mémoires et Observations de Médecine vétérinaire pratique.

Le concours que la Société a ouvert pour les observations de médecine vétérinaire pratique, et dont S. E. le Ministre de l'intérieur a bien voulu faire les fonds, a été beaucoup plus nombreux cette année que les précédentes. Les maîtres se sont empressés de rivaliser avec les disciples; l'émulation a été générale. Trente concurrens ont envoyé quarante-deux mémoires.

Non-seulement la Société compte dans son sein les chefs des trois Écoles vétérinaires d'Alfort, de Lyon et de Turin; mais elle s'est attachée encore, soit comme membres, soit comme correspondans, plusieurs des professeurs de ces utiles établissemens. Un des professeurs de l'École d'Alfort, dont le zèle s'est toujours soutenu, mais qu'une mort prématurée vient d'enlever, au milieu de sa carrière, à l'art vétérinaire qu'il cultivoit avec distinction, seroit venu aujourd'hui prendre place parmi nous, et recueillir le fruit de ses travaux.

Les mémoires et observations que la Société a reçus ne sont pas tous de la même importance; mais les commissaires peuvent assurer que dans ceux qui présentent le moins d'intérêt on y trouvera quelques faits, quelques détails, propres à servir à l'histoire de la maladie qui en fait l'objet.

1. S. E. le Ministre de la guerre a bien voulu adresser à la Société les rapports qui lui ont été faits par plusieurs vétérinaires des corps de cavalerie de la garde impériale sur le traitement de la morve et du farcin, d'après les moyens qui ont été employés avec succès par M. *Collaine*, professeur à l'École royale vétérinaire de Milan, et que la Société a fait connoître(1).

Les commissaires ont vu avec peine qu'en général la plupart des expériences ont été répétées avec un esprit de prévention et de partialité, et d'après des idées théoriques et systématiques

(1) *Compte rendu d'une expérience tentée et des succès obtenus contre la morve et le farcin, qui infectoient depuis dix-huit mois les chevaux du 23e. régiment de dragons. A Paris, de l'imprimerie de Madame* Huzard (*née* Vallat la Chapelle), *rue de l'Éperon*, N°. 7. 1811. in-8°.

RAPPORTS

FAITS

A LA SOCIÉTÉ D'AGRICULTURE DU DÉPARTEMENT DE LA SEINE,

Dans sa séance publique du 6 septembre 1812,

SUR LE CONCOURS

Des Mémoires et Observations de Médecine vétérinaire pratique, et sur celui relatif aux moyens de prévenir la Cécité ou la Perte de la vue dans les chevaux.

PAR MM. DESPLAS, GIRARD, MOURGUE, TESSIER, et HUZARD, *rapporteur*.

Suivis des Programmes sur ces Concours.

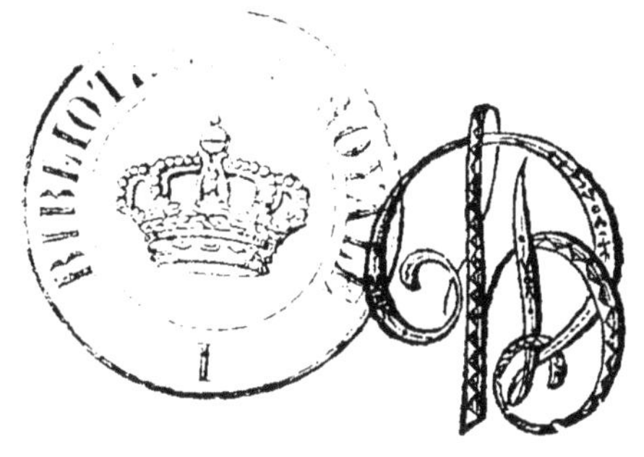

PARIS,
DE L'IMPRIMERIE DE MADAME HUZARD
(née VALLAT LA CHAPELLE),
Rue de l'Éperon-Saint-André-des-Arts, N°. 7.

1812.

qui ne peuvent qu'éloigner du véritable but qu'elle s'est proposé en donnant de la publicité au traitement suivi par M. *Collaine*.

Une partie des vétérinaires qui ont répété ses expériences se sont plus attachés à la lettre qu'à l'esprit du traitement; ils n'ont pas tiré parti de toutes les variations que pouvoient y apporter une foule de circonstances physiologiques et physiques; relatives à l'état des individus et de ce qui les entoure, que l'intelligence de l'homme éclairé sait pour ainsi dire maîtriser à l'avantage des moyens qu'il emploie. Ils paroissent aussi avoir trop négligé le traitement local que M. *Collaine* a mis en usage si avantageusement.

Quelques-uns néanmoins ont obtenu des succès. M. *Gaugain*, vétérinaire du haras impérial de Borculo; M. *Maugenot*, de celui de Rosières, en ont rendu compte à S. E. le Ministre de l'intérieur. M. *Cros*, actuellement vétérinaire à l'École royale d'équitation de Lodi, dans le royaume d'Italie, a guéri douze chevaux sur treize plus ou moins fortement affectés de la morve; et sur cent quatre chevaux farcineux qu'il a traités dans la garde royale d'honneur, dans le 24e. régiment de dragons, et dans le 2e. régiment de chasseurs italiens, quatre-vingt-seize ont été parfaitement guéris, six sont morts horriblement affectés du farcin sur toutes les parties du corps, et deux autres, très-vigoureux, sont morts avec tous les symptômes de l'empoisonnement après l'usage de trois kilogrammes de soufre.

M. *Cros* a varié son traitement intérieur; mais la base a toujours été la saignée, le soufre, le sulfure d'antimoine et ceux de mercure; il a mis en usage à l'extérieur, selon les indications, les sétons, le trépan, les injections, les fumigations, les frictions. De pareils résultats sont importans et ne doivent pas être dédaignés; ils méritent d'être confirmés par de nouvelles observations. Le mémoire de M. *Cros* est écrit sans prétention, sans théorie, sans système; il se borne à exposer l'état des animaux malades, les moyens variés qu'il a employés dans leur traitement, et à en faire connoître les résultats. Ce sont de pareilles observations de pratique que demande principalement la Société.

Ce vétérinaire ne s'est pas borné à lui adresser ces observations, il en a encore fait passer quatre autres à l'École vétérinaire de Lyon, dans laquelle il a étudié, et dont le compte rendu des travaux de cette École, pour cette année, fait mention; elles ont pour objet des cas de médecine et de chirurgie vétérinaire pratique.

M. *Ligneau*, vétérinaire au 22e. régiment de chasseurs à cheval, a adressé un mémoire intitulé : *Réflexions et observations sur la morve, suivies d'une nouvelle méthode curative de cette affection*. Ce mémoire, bien écrit, est divisé en deux parties : la théorie, qui est la plus étendue et la moins importante ; la pratique, qui contient le précis de quelques observations, dont l'auteur a négligé de donner les détails, et ce qu'il appelle sa nouvelle méthode curative.

M. *Ligneau*, au lieu de répéter, avec tout le soin dont il paroît capable, les expériences de M. *Collaine*, pour les infirmer ou pour les confirmer, les critique, et conclut, d'après le système de *Darwyn*, que les moyens que propose ce professeur ne doivent pas réussir. Sa méthode curative consiste dans l'emploi raisonné du muriate de mercure suroxigéné, du soufre sublimé et des fumigations de camphre. Sur dix chevaux affectés de la morve à différens degrés, il en a guéri sept. Il a aussi obtenu des succès, dans le cas de morve bénigne, de l'emploi de l'oxide d'antimoine demi-vitreux uni au soufre sublimé. Ces dernières observations lui sont communes avec M. *Colin*, vétérinaire au 6e. régiment de dragons.

Il y a long-temps que les préparations mercurielles, et sur-tout le muriate de mercure suroxigéné, ont été employées dans le traitement de la morve et du farcin ; on les trouvera indiquées dans la *Matière médicale* de *Bourgelat* (§. XXIII et XXXI), dont la première édition a été publiée en 1765; elles font la base du traitement prescrit par *Hurel* dans sa *Disssertation sur le farcin*, imprimée en 1769, et l'un des commissaires a remporté en 1784 un prix d'encouragement à la Société royale de Médecine de Paris sur cet objet. Mais l'emploi des fumigations de camphre, comme les indique M. *Ligneau*, mérite d'être examiné.

Ce mémoire contient une foule d'idées qui n'ont besoin que d'être mises en ordre, digérées et mûries, pour devenir utiles. L'auteur annonce à la Société une suite de nouvelles observations, qui ne peuvent manquer d'être intéressantes si elles sont suivies avec l'attention qu'elles exigent : la Société les recevra avec un véritable intérêt, les préférera à ces théories vagues et systématiques, plus brillantes qu'utiles, dont elle saura toujours les distinguer dans les encouragemens qu'elle distribue toutes les années aux vétérinaires.

Les commissaires pensent que la partie pratique du mémoire de M. *Ligneau* mérite d'être encouragée.

M. *François Taillard*, vétérinaire au 4e. régiment de cuirassiers, n'a pas été aussi heureux dans ses résultats ; sur dix chevaux qu'il a soumis au traitement indiqué par M. *Collaine*, trois sont morts des suites de coliques et de fortes purgations, après onze et vingt jours de l'emploi de vingt-quatre, trente et trente-six décagrammes de soufre sublimé; cinq ont été abattus, parce que la morve paroissoit portée au dernier période, après trente jours de traitement; un est guéri après vingt-huit jours, et c'étoit le moins affecté; enfin le dernier a résisté au traitement, et sa maladie n'a éprouvé aucun changement.

Il est à observer que c'étoit au mois de février 1811, à peu de distance des bords de la mer, que M. *Taillard* faisoit ces expériences, et que la saison et la localité n'étoient pas favorables à un pareil traitement. Son rapport, qui laisse quelque chose à désirer, est d'ailleurs écrit avec ordre, méthode, clarté et précision ; il est remarquable sous ces différens rapports.

Les commissaires ont cité le prénom de

M. *Taillard*, parce que cette famille est une véritable pépinière de vétérinaires; qui tous se font remarquer par leur zèle et leurs connoissances. Le père, après avoir rempli pendant plus de vingt années les fonctions de vétérinaire dans le 3e. regiment de hussards, est aujourd'hui placé au haras impérial de Deux-Ponts; deux de ses fils marchent sur ses traces dans différens corps de cavalerie; et le troisième, actuellement à l'École vétérinaire d'Alfort, se dispose à les suivre.

M. *Delaguette*, vétérinaire dans les dragons de la garde impériale, a adressé à S. E. le Ministre de la guerre, qui l'a fait passer à la Société, un mémoire très-bien fait sur la morve et sur les expériences qu'il a tentées. Il commence par un exposé de la maladie et de son traitement, extrait de l'ouvrage que M. *Chabert*, notre collègue, a publiée sur ce sujet (1), et auquel il paie avec plaisir la dette que lui doivent tous les élèves des Écoles vétérinaires. Il indique ensuite, mais sans entrer dans aucun détail, les traitemens variés qu'il a suivis particulièrement, et avec plus ou moins de succès,

---

(1) *Instructions sur les moyens de s'assurer de l'existence de la morve, etc. Paris, de l'imprimerie de Madame* Huzard, *rue de l'Éperon, N°. 7.* 1797, in-8°.

sur des chevaux affectés de catharre et douteux. Il a employé la gomme ammoniaque, le sulfate de potasse, le tartrite antimonié de potasse, la gentiane, l'écorce de saule, le soufre sublimé, le sulfure d'antimoine, et l'inspiration de la poudre de charbon d'après la méthode du professeur *Valdinger*.

Dans la troisième partie de son mémoire, M. *Delaguette* rend compte très-succinctement des expériences qu'il a tentées d'après la méthode de M. *Collaine*. Il n'a fait subir le traitement qu'à cinq chevaux ; trois ont été abattus et deux sont morts. Cette partie du mémoire n'est pas à beaucoup près aussi bien traitée que les deux premières, et elle seroit susceptible de quelques observations. L'auteur, qui montre beaucoup d'instruction et un très-bon esprit dans les deux premières, ne peut éviter dans celle-ci les reproches qui ont été adressés à quelques autres de ses confrères au commencement de cet article.

La Société met beaucoup d'importance à recueillir tout ce qui peut être relatif à l'histoire et à la cure de la morve, quelle que soit d'ailleurs la méthode employée ; elle invite MM. les vétérinaires à s'occuper de cet objet avec persévérance, et avec le même zèle que quelques-uns d'entre eux ont montré jusqu'à présent; elle s'empressera toujours d'encourager leurs travaux, et de les faire connoître au Gouvernement et au public qu'ils intéressent également sous tant de rapports.

2. M. *Jauze*, professeur à l'École royale vétérinaire de Milan, a envoyé trois mémoires: le premier sur un cheval affecté de coliques violentes, dont il a été guéri après avoir évacué un calcul du poids de cent quarante grammes, que M. *Jauze* a aussi fait passer à la Société. Il a suivi et bien fait connoître les symptômes de la maladie. L'histoire médicale de ces corps étrangers est encore très-incomplète. On doit recueillir avec soin toutes les circonstances qui peuvent fournir quelques éclaircissemens sur ce point, et accueillir les observations qui y sont relatives.

Le deuxième mémoire a pour objet le traitement et la guérison d'un cheval normand affecté de trois crapauds depuis dix-huit mois. Le traitement a duré quatre-vingt-quatorze jours, et l'animal a fait depuis sa guérison les campagnes d'Autriche et de Portugal où il est encore. Cette observation prouve les ressources de l'art vétérinaire contre une maladie qui n'est que trop souvent incurable. Le traitement employé par M. *Jauze*, après l'opération, a été très-simple et très-peu dispendieux.

Le troisième mémoire contient le tableau de toutes les maladies traitées par M. *Jauze* sur les chevaux du dépôt du 24e. régiment de dragons, au lazaret de Milan, pendant le second semestre de 1808. Il en résulte que sur quatorze chevaux, plus ou moins morveux, huit ont été abattus, un est mort et cinq ont été guéris; que huit farcineux ont été guéris; et que sur quarante-sept autres chevaux affectés de différentes maladies, plus ou moins graves, un seul est mort; deux, affectés de maladies d'yeux, sont restés dans le même état; les autres sont guéris. Le Conseil d'administration du corps s'est plu à rendre justice au travail de M. *Jauze*, et ses mémoires sont intéressans pour la pratique de la médecine vétérinaire.

3. M. *Da Olmi*, professeur de physique expérimentale et d'histoire naturelle au collège de Sorrèze, membre correspondant de l'Institut de Gênes, de l'Académie des Géorgophiles de Florence, de la Société libre d'Agriculture de Toulouse, etc., a adressé à la Société, le 5 juin 1811, un mémoire intitulé: *Observations et expériences sur l'épizootie non éruptive, ou sans exanthème, du gros*

bétail, suivies de l'indication de son traitement, et des moyens à prendre pour en empêcher la propagation. Dans deux lettres postérieures, l'auteur exprime ses regrets de ce que son mémoire n'a pu arriver assez tôt pour concourir l'année dernière, et le désir qu'il a que la Société juge son ouvrage digne de l'impression.

Après un tel vœu, les commissaires ont dû être étonnés de ne trouver dans le mémoire de M. *Da Olmi* qu'une copie manuscrite abrégée d'un ouvrage imprimé sous le même titre à Toulouse en 1808 (1). Ils ont pensé d'abord que cette impression pouvoit avoir été faite furtivement et sans l'aveu de l'auteur, comme cela arrive quelquefois ; mais il résulte de renseignemens positifs, dont les commissaires peuvent justifier, que M. *Da Olmi*, le 3 novembre 1808, sollicitoit de M. le préfet du Tarn une indemnité pour l'impression de son ouvrage.

Les commissaires se bornent à mettre les faits sous les yeux de la Société ; ils ne les jugent pas plus que l'ouvrage qui est entre les mains du public depuis quatre ans, et sur lequel il a

(1) Chez *Bellegarrigue*, imprimeur-libraire, vis-à-vis les Carmes, section 6, N°. 114, in-8°. de 111 pages.

déjà été fait à S. E. le Ministre de l'intérieur un rapport en décembre 1808 : ils pensent que ce mémoire ne peut être admis au concours.

4. M. le préfet du Loiret a adressé à S. E. le Ministre de l'intérieur, qui l'a fait passer à la Société, un mémoire de M. *Langlois*, vétérinaire à Orléans, sur l'inoculation du claveau qu'il a pratiquée sur trois troupeaux de mérinos et de métis dans lesquels la maladie commençoit à se manifester. Le premier troupeau, de trois cent quarante bêtes, en a perdu trente-quatre ; le second, de cent soixante-dix bêtes, n'en a perdu que huit ; et le troisième, de cent cinquante, n'en a perdu aucune.

L'inoculation du claveau est une méthode dont l'utilité est aujourd'hui incontestable ; elle a été pratiquée avec succès, l'année dernière, sur plusieurs autres troupeaux par des professeurs et des élèves des Écoles vétérinaires d'Alfort et de Lyon, et entre autres sur celui de M. *Lafayette*, notre collègue. Cette opération est d'autant plus efficace qu'elle est pratiquée avec toutes les circonstances requises ; et ces circonstances, connues de plusieurs propriétaires et d'un plus grand nombre de vétérinaires, ne le sont pas assez généralement encore des uns et des autres : ces motifs ont déterminé la Société à charger ceux de ses membres qui connoissent plus particulièrement la maladie et l'opération de s'occuper d'une instruction à ce sujet, qu'elle publiera incessamment. Les observations de M. *Langlois* doivent trouver leur place dans l'histoire de l'inoculation.

5. Dans un premier mémoire, M. *Devèze* fils, ingénieur-géomètre des eaux et forêts à Saint-Flour, département du Cantal, fait connoître à la Société la maladie aphtheuse qui a été mortelle pour les agneaux dans ce département en 1810; il parle ensuite d'un renversement de matrice dans les vaches, qui se guérit facilement par les moyens connus, et des effets du trèfle en vert dans ces animaux; il donne l'histoire d'un agneau cyclope, et il termine son mémoire par des observations météorologiques sur la constitution règnante pendant l'année 1810, qui a développé la pouriture dans les bêtes à laine.

Le second mémoire contient le rapport des accidens mortels remarqués dans un mouton qui avoit mangé des pousses de fusain (*evonynus europœus*), et d'une expérience tentée avec ce végétal sur un autre mouton, qui vomit comme le premier, qui fut également malade, mais qui ne mourut point. Ces deux observations ont besoin d'être répétées avec soin sur plusieurs points et à différens âges de la plante. M. *Devèze* a vu des chèvres brouter une quantité considérable de fruits de fusain, et l'un des commissaires en a fait manger les pousses pendant huit jours à trois moutons à l'École vétérinaire d'Alfort, sans aucun résultat fâcheux et sans que les animaux parussent malades. La Société invite M. *Devèze* à multiplier ses expériences, et à continuer de lui faire part de ses observations comme il l'a fait jusqu'à présent.

6. M. *Mathorez* père, vétérinaire à Dunkerque, a donné la description d'une espèce de paralysie des extrémités postérieures, dont les chevaux de son arrondissement sont assez fréquemment affectés, qui n'a pas de suites si le traitement est employé promptement, mais qui fait périr les animaux au bout de deux ou trois mois s'il est retardé ou mal administré. Celui qui a le mieux réussi à M. *Mathorez*, et qui lui a fait regarder la maladie comme due à la pléthore, c'est la saignée et les autres débilitans, et les fortifians sur les membres affectés. Les commissaires, qui ont eu occasion de voir quelquefois une maladie à-peu-près semblable dans des chevaux de trait, la regardent comme nerveuse.

Le mémoire de M. *Mathorez* est bien fait, on peut lui reprocher seulement de ne lui avoir pas donné assez de développement.

7. M. *Gattoni*, élève de l'École royale vétérinaire de Milan, à Côme, a remis à l'un des commissaires l'histoire de la maladie et de l'ouverture d'une vache dans l'uretère gauche de laquelle il trouva plusieurs calculs qui avoient occasionné une dilatation considérable du canal, une rétention d'urine au-dessus des calculs, et tous les accidens qui avoient précédé la mort, accélérée peut-être encore par un traitement très-irritant qu'avoit administré un maréchal consulté d'abord.

Ces calculs, que M. *Gattoni* a joints à son mémoire, sont de la nature de ceux que l'on trouve fréquemment dans la vessie et dans l'urètre des bœufs; ils ont une couleur métallique bronzée très-brillante, ils sont lisses, irréguliers, pesans, un d'eux, plus volumineux, composé de plusieurs réunis, a une forme triangulaire assez singulière; il est le plus considérable des calculs de cette nature que les commissaires ont vu jusqu'à présent. Le mémoire est écrit en italien.

8. M. *Pouyadon*, vétérinaire au 12e. régiment de dragons, a présenté une observation de fausse gourme dégénérée en inflammation de

poitrine, guérie par les saignées répétées, et une autre observation sur la trachéotomie pratiquée avec succès dans un cas prochain de suffocation : ce vétérinaire a déjà adressé précédemment quelques observations à la Société, il se propose de lui en communiquer de plus intéressantes ; elle se fera un véritable plaisir de les recevoir et d'encourager M. *Pouyadon* en les faisant connoître.

9. M. *Jacques*, vétérinaire au haras de S. A. I. le prince vice-roi d'Italie, à la Peluca près Milan, a adressé trois recueils d'observations : le premier, sur la saillie considérée dans l'étalon et dans la jument et sur la meilleure méthode de la faire faire, avec des remarques sur ce qui la précède, l'accompagne et la suit ; les deux autres traitent successivement de l'hippomane, des soins à donner aux poulains et pouliches dans les pâturages, de quelques maladies qui affectent les productions du haras et du beau troupeau de bêtes à laine d'Espagne, du Prince à Villalbèze, principalement de la cachexie aqueuse ; de la castration des poulains et des beliers, du charlatanisme des Grooms et des Jockeis en Italie comme par-tout ailleurs, et enfin des accidens dont furent attaquées deux pouliches après avoir mangé du mortier à la

chaux, et qui ne se dissipèrent que le troisième jour du traitement. Les observations de M. *Jacques* annoncent beaucoup de connoissance et d'expérience, et elles justifient la confiance que lui témoigne S. A.

16. M. *Leroy*, professeur à l'École royale vétérinaire de Milan, a adressé l'histoire d'un veau monstrueux prétendu androgyne, et une notice très-abrégée sur un petit mulet que l'on regardoit aussi comme hermaphrodite : la première description a été publiée plus en détail dans le *Journal de Modène*.

Un mémoire beaucoup plus étendu contient la description de la maladie aphtheuse qui a régné sur les bœufs et sur quelques autres espèces d'animaux domestiques en 1809 dans plusieurs départemens du royaume d'Italie, et principalement dans ceux qui avoisinent les Grisons, d'où l'auteur croit qu'elle a été importée.

Plusieurs personnes, en Italie comme en France, avoient regardé cette maladie comme étant le glossanthrax ou chancre volant, et avoient mis en usage un traitement qui retardoit la guérison; celui que l'auteur a employé avec succès, quoique très-simple, n'est pas suffisamment détaillé; son mémoire bien écrit, en italien, laisse à désirer sous ce rapport. Il attribue la maladie à la constitution atmosphérique et aux pâturages; il la regarde comme contagieuse, et fonde cette opinion sur ce qu'elle attaque des animaux de différentes espèces : mais, sans nier la contagion, on a déjà observé que cette preuve n'étoit pas suffisante pour la constater, et que différentes espèces d'animaux exposées en même temps aux mêmes influences pouvoient éprouver les mêmes maladies sans qu'elles fussent contagieuses. M. *Leroy* termine son mémoire par quelques idées sur la nature des virus, sur leur volatilité et sur les moyens de les transporter; il annonce une suite d'autres observations.

L'École vétérinaire de Milan possède quatre professeurs élèves des Écoles d'Alfort et de Lyon; M. *Leroy* est le troisième dont la Société s'empresse de faire connoître et d'encourager les travaux.

11. M. *Gohier*, professeur à l'École impériale vétérinaire de Lyon, auquel la Société a accordé dans deux de ses séances publiques des médailles d'or, et auquel elle a accordé plus encore en le nommant son correspondant, a acquitté sa dette envers elle en lui adressant quatre mémoires : le premier, sur les tumeurs

noires qui affectent quelques races de chevaux; le deuxième, sur la vaccination des chiens; le troisième, sur une fièvre ataxique, déjà observée par feu *Hénon* sur les chevaux, et qui s'est remontrée pendant l'automne de 1811 sur les bords du Rhône; le quatrième, sur une angine qui a affecté beaucoup de chevaux à Lyon et dans les environs pendant l'été de l'année dernière.

12. Il y a à peine vingt-cinq ans que les épizooties charbonneuses détruisoient encore une grande partie des animaux domestiques de la France, sur-tout dans le midi; elles étoient d'autant plus multipliées et d'autant plus meurtrières que les vétérinaires étoient plus rares; le nombre de ces derniers augmenté dans les départemens et la publication des différentes éditions du *Traité de l'anthrax* par M. *Chabert* ont, sinon fait disparoître ces maladies, du moins diminué d'une manière frappante leurs ravages. Aussitôt qu'une épizootie de cette nature se déclare, MM les préfets envoient sur les lieux des vétérinaires; et, s'ils sont appelés dans le premier moment, ils ne manquent point d'arrêter les progrès du mal par des moyens aussi généralement simples que peu dispendieux. Les commissaires n'exagèrent point lorsqu'ils

osent assurer ici que les avantages de ce bienfait des Écoles vétérinaires sont incalculables.

La Société a reçu cinq rapports ou mémoires sur celles de ces maladies qui ont régné pendant l'année 1810 dans le département du Gers ; ils lui ont été adressés par S. E. le Ministre de l'intérieur et par les auteurs eux-mêmes. Si l'ensemble de ces mémoires ne présente rien de nouveau sur une maladie aussi bien connue et aussi bien décrite, ils prouvent le zèle des vétérinaires de ce département que la Société se plaît à signaler ; et, comme l'ont déjà dit les commissaires, chaque rapport contient quelques observations, quelques faits particuliers à l'épizootie qu'il décrit.

MM. *Baron* et *Boubée* l'ont observée et décrite, principalement sur les vaches laitières, dans le canton de Cologne.

M. *Bourousse* l'a observée sur les bœufs et les chevaux dans le canton de Nogaro.

MM. *Durbas* et *Laborde* fils l'ont traitée dans les cantons de Riscle et de Plaisance sur les bêtes à cornes. Ce mémoire, le plus étendu et le mieux fait de ceux qui ont été adressés à la Société sur ces épizooties, contient quelques détails sur la manière dont la maladie s'est propagée des départemens des Hautes et Basses-

Pyrénées où elle règnoit, dans celui du Gers; ces détails prouvent une chose généralement connue, mais qu'on ne néglige pas moins, et qu'on ne sauroit pour cela trop répéter, c'est que l'introduction d'une épizootie, dont on ne peut pas toujours calculer les effets dévastateurs, tient souvent à l'inexécution des mesures de police les plus simples et les plus légères en apparence.

MM. *Dieuzaide* frères l'ont aussi observée sur les vaches laitières et nourrices du canton de Lectoure.

MM. *Boué* et *Planté* l'ont traitée sur les bœufs, les chevaux et les jumens, dans l'arrondissement de Condom.

Enfin, M. *Legendre* l'a observée et traitée, en octobre 1811, à Villeneuve-sur-Seine, département de Seine-et-Oise, sur les vaches de M. *Delessert* père.

13. M. *Berbier* fils, vétérinaire à Porentru, a adressé deux observations : la première contient la description d'une hépatite qui a fait périr plusieurs chevaux dans la commune de Vandlaincour, département du Haut-Rhin; ce n'est que lorsque les sorciers et les charlatans ont eu laissé périr dix-sept animaux que l'on a eu recours à M. *Berbier*; vingt-cinq animaux

ont été guéris, un seul est mort le troisième jour de sa maladie. La seconde observation contient les détails de la maladie et de l'ouverture d'une jument affectée d'un anévrisme de l'aorte postérieure : ces sortes de cas sont assez rares dans la médecine des animaux, et il est utile de rassembler les observations qui en contiennent quelqu'un.

14. M. *Toggia*, vétérinaire à Turin, a adressé à la Société un ouvrage, imprimé en italien et en françois, intitulé : *Mémoire sur l'épizootie des chevaux qui a apparu en Piémont dans le mois de septembre* 1811, in-8°. de 43 pages pour la première version et de 49 pour la seconde. L'auteur l'appelle *fièvre nerveuse asthénique*. Elle a fait périr un assez grand nombre d'animaux dans les convulsions ; et la méthode curative n'a eu de succès que lorsqu'elle a été mise en usage dès le principe du mal ; elle consistoit dans l'emploi de l'ammoniaque à forte dose, donné dans les infusions aromatiques de sauge, de menthe poivrée, d'orange, d'arnica ; dans les bols composés avec le camphre, l'assa-fœtida, la valériane, le sirop de diacode, l'extrait de genièvre, et enfin dans les sétons, la cautérisation à la nuque, et les frictions sur tout le corps avec la *décoction* chaude de plantes

aromatiques saturée d'eprit-de-vin camphré.

M. *Toggia* est très-zélé pour les progrès de la médecine vétérinaire ; la Société a déjà eu occasion plusieurs fois de signaler ses travaux ; il ne néglige point de lui adresser tout ce qu'il publie ; elle l'invite à continuer.

15. M. *Dufils*, vétérinaire à Bordeaux, qui a déjà fait parvenir à la Société plusieurs mémoires dont elle a rendu un compte avantageux dans ses séances des années précédentes, et auquel elle a accordé une médaille d'encouragement en 1810, lui a adressé cette année un *mémoire* étendu et bien fait *sur les avantages d'établir à Bordeaux l'École vétérinaire promise au midi de la France, et d'y former un Haras ou au moins un dépôt d'étalons :* mais cet objet plus administratif que scientifique n'est point du ressort de la Société ; ce que ses commissaires y ont remarqué de plus intéressant, c'est la description que l'auteur fait des différentes races de chevaux du département de la Gironde, surtout d'une race à-peu-près sauvage qui se nourrit dans les vallons du bassin d'Arcachon et des Laites, qu'il est difficile de rendre domestique, mais qui est inappréciable pour la selle quand on a pu y réussir, et qui est très-estimée dans le pays : les commissaires le répètent ; ces dé-

t'ils sont relatifs à l'administration des Haras ; et la Société donnera à M. *Dufils* la mesure de ce qu'elle pense de son mémoire en l'adressant à S. E. le Ministre de l'intérieur.

16. M. *Verrier*, professeur à l'École impériale vétérinaire d'Alfort, a remis une collection de dix mémoires, intitulée : *Recueil d'observations sur diverses maladies épizootiques qui ont régné sur les bêtes à cornes et à laine et sur les chevaux, depuis* 1807 *jusqu'à la fin de* 1811, *dans plusieurs départemens et aux environs de l'École*. Six de ces mémoires lui appartiennent en propre, il n'est que le rédacteur des quatre autres qui lui ont été adressés par des vétérinaires, et auxquels il a ajouté des notes et des remarques.

Les deux premiers contiennent la description d'une maladie épizootique inflammatoire observée sur les chevaux à Paris, à Lyon, et dans les environs de ces deux villes, traitée avec succès par les deux Écoles vétérinaires : les premiers animaux affectés étant morts assez rapidement, on s'aperçut bientôt que la saignée et les débilitans, qu'on avoit d'abord mis en usage, accéléroient cette terminaison ; les sétons et les amers camphrés leur furent substitués très-avantageusement.

Le troisième mémoire, intitulé *Observation sur une épizootie charbonneuse qui a régné en* 1807 *sur les bestiaux de la partie occidentale du département de la Haute-Vienne*, rédigé sur les notes de M. *Sazerat* père, vétérinaire à Limoges, rentre dans ce que les commissaires ont dit précédemment de ces épizooties (12).

Le quatrième est une notice sur la diarrhée dont plusieurs chevaux des hôpitaux de l'École d'Alfort ont été affectés après avoir mangé quelques bottes de paille rouillée et ayant des épis charbonnés.

Le cinquième rédigé d'après les détails communiqués à M. *Verrier* par M. *Bataille*, vétérinaire à Marly près Valenciennes, contient l'histoire d'une péripneumonie épizootique qui a régné à la fin de l'été et pendant l'automne de 1808 sur les bêtes à cornes de la ferme de Sepeneries, arrondissement d'Avesnes, département du Nord. Les commissaires regrettent que M. *Verrier* n'ait pas nommé le fermier intelligent qui lui a adressé une excellente note sur sa ferme et sur le régime qu'il fait suivre à ses bestiaux.

Une maladie de même nature que la précédente, dont M. *Vairon*, vétérinaire à Crecy-sur-Serre, département de l'Aisne, a transmis les détails à M. *Verrier*, fait l'objet du sixième maladie. Elle s'est manifestée à la suite de travaux forcés, à la fin de l'année 1809, et au commencement de 1810, sur les chevaux de plusieurs fermes de ce département. La ferme de Bussy-lez-Cerny, près de Laon, eut presque en même temps vingt-sept chevaux attaqués sur vingt-huit; le seul qu'elle épargna était vieux et poussif. Qu'on se figure, dit M. [illegible], en terminant ce mémoire, la désolation qui devait régner dans cette ferme, et la joie qu'on éprouva lorsque tous ces animaux furent hors de danger! On pourra apprécier le service que M. [illegible] a rendu à cette famille respectable dont la fortune et le bonheur dépendait des succès que cet estimable vétérinaire a obtenus.

Le septième a pour objet une maladie inflammatoire épizootique qui s'est manifestée sur les chevaux dans les hôpitaux de l'École vétérinaire d'Alfort, dans les écuries de quelques propriétaires des environs, au commencement de l'été de 1810, et qu'on a traitée avec succès.

Les huitième et neuvième renferment des détails sur deux maladies semblables à celles observées par MM. [illegible] et [illegible], qui se sont montrées dans différentes communes des départemens de l'Aisne, de Seine-et-Oise et de Seine-et-Marne; elles ont été traitées et décrites, la première par M. *Verrier*, la seconde par M. *Moutonnet* père, vétérinaire à Bourneville ; celui-ci regarde la maladie comme une affection bilieuse adynamique.

Le dixième et dernier contient une suite d'observations faites avec beaucoup de soin sur la maladie aphtheuse qui a régné dans le département de la Seine et dans ceux environnans, pendant l'année 1810, sur plusieurs espèces d'animaux domestiques, principalement sur les vaches et sur les bêtes à laine ; M. *Verrier* y a joint un rapport que lui a adressé M. *Krafft*, vétérinaire, sur l'apparition de cette maladie dans le duché de Nassau, à la même époque. M. *Krafft* la regarde comme contagieuse ; M. *Verrier* n'a pas cru avoir encore assez de faits péremptoires pour appuyer cette opinion : il est resté dans le doute.

Les commissaires ont lu avec beaucoup d'intérêt le travail de M. *Verrier* ; il forme avec celui qu'il a adressé à la Société en 1810, et auquel elle a accordé une médaille d'or, une suite de faits relatifs à la pratique de la médecine vétérinaire, et à l'histoire des épizooties et de leur traitement, dont la publication sera avantageuse aux progrès de la science et utile à ceux qui l'étudient.

Lorsque M. *Verrier*, dans une note du premier de ses mémoires, jetoit des fleurs sur la tombe de M. *Hénon*, professeur à l'École vétérinaire de Lyon, mort en 1809; lorsqu'il faisoit l'éloge mérité de ses travaux, il étoit loin sans doute de croire que, quelques mois plus tard, un de ses collègues auroit les mêmes devoirs à remplir envers lui; M. *Verrier* est mort le 10 juin de cette année, à quarante-deux ans, regretté de ses chefs, aimé de ses élèves, et estimé de tous ceux qui l'ont connu. M. *Girard* a lu, lors de son inhumation, un discours dans lequel il lui a rendu la justice qu'il méritoit.

La Société, d'après le rapport de ses commissaires, auroit nommé M. *Verrier* son correspondant; elle publiera ses mémoires.

Elle accorde une médaille d'or à M. *Cros*, vétérinaire à l'École royale d'équitation de Lodi, élève de l'École vétérinaire de Lyon;

Une médaille d'argent à M. *Jauze*, professeur à l'École royale vétérinaire de Milan, et une pareille médaille à M. *Ligneau*, vétérinaire au 22e. régiment de chasseurs à cheval; tous deux élèves de l'École vétérinaire d'Alfort.

Elle fait mention honorable du travail de MM. *Leroy*, professeur à l'École royale vétérinaire de Milan, élève de l'École de Lyon; *Jac-*

ques, vétérinaire au Haras de S. A. I. le prince vice-roi, à la Peluca; *Mathorez* père, vétérinaire, aujourd'hui au dépôt général de la grande armée, à Hanovre; et *Langlois*, vétérinaire à Orléans : tous trois élèves de l'École d'Alfort.

La Société continuera à distribuer annuellement des encouragemens de la même nature, conformément au programme suivant.

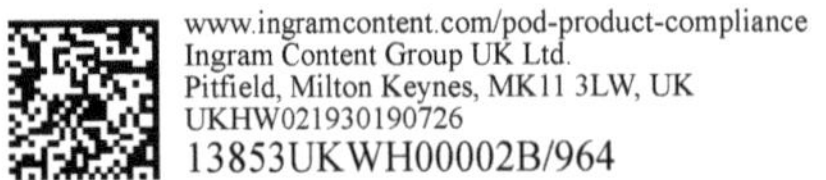
www.ingramcontent.com/pod-product-compliance
Ingram Content Group UK Ltd.
Pitfield, Milton Keynes, MK11 3LW, UK
UKHW021930190726
13853UKWH00002B/964